BEI GRIN MACHT SICH IHR WISSEN BEZAHLT

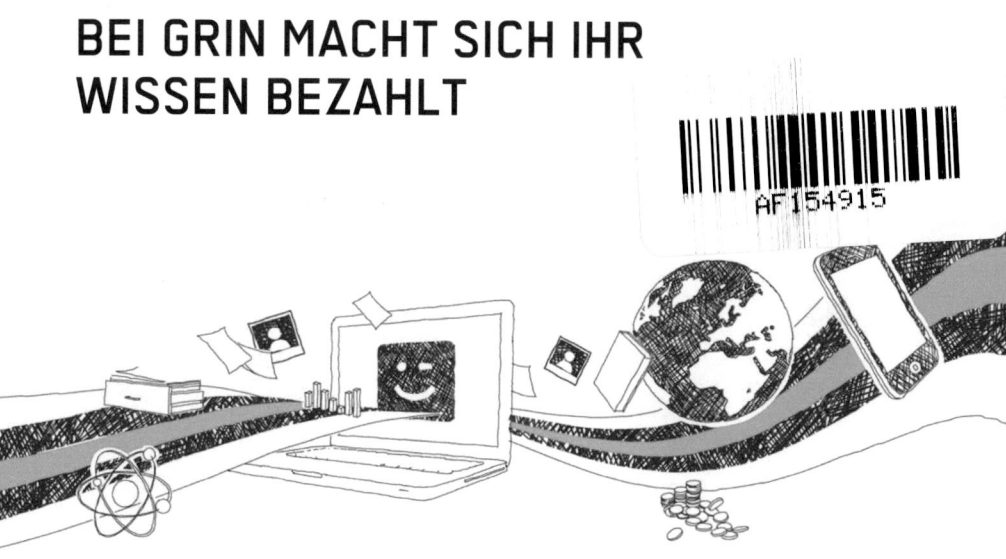

- Wir veröffentlichen Ihre Hausarbeit,
  Bachelor- und Masterarbeit

- Ihr eigenes eBook und Buch -
  weltweit in allen wichtigen Shops

- Verdienen Sie an jedem Verkauf

Jetzt bei www.GRIN.com hochladen
und kostenlos publizieren

Simon Rohlfs

Arbeitslosigkeit und Krankheit

Was bewirkt was?

GRIN Verlag

Bibliografische Information der Deutschen Nationalbibliothek:

Die Deutsche Bibliothek verzeichnet diese Publikation in der Deutschen National-
bibliografie; detaillierte bibliografische Daten sind im Internet über http://dnb.d-
nb.de/ abrufbar.

Impressum:

Copyright © 2006 GRIN Verlag GmbH
Druck und Bindung: Books on Demand GmbH, Norderstedt Germany
ISBN: 978-3-640-34456-7

Dieses Buch bei GRIN:

http://www.grin.com/de/e-book/127932/arbeitslosigkeit-und-krankheit

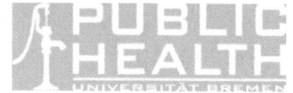

Arbeitslosigkeit und Krankheit

 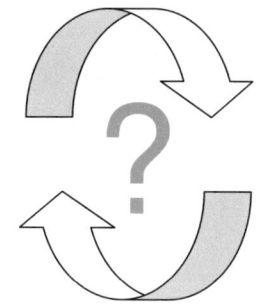 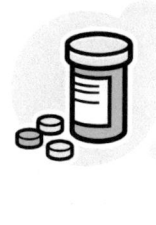

Was bewirkt was?

Hausarbeit
im Seminar zu "Soziale Probleme und Lebenslagen"

Verfasser: Rohlfs, Simon
Tag der Abgabe: 14.10.2006

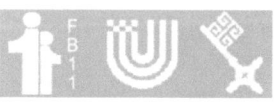

Inhaltsverzeichnis

Arbeitslosigkeit und Krankheit – Was bewirkt was?

Einleitung...3

1. Arbeitslosigkeit...4

   1.1 Definition von Arbeitslosigkeit..4

   1.2 Entwicklung der Arbeitslosigkeit in Deutschland...4

2. Zusammenhang von Gesundheit und Krankheit...7

   2.1 Das Modell der Work-Life-Balance...7

   2.2 Stress und psychische Beeinträchtigungen in der Arbeitslosigkeit...........................8

3. Gesundheitszustand und Arbeitslosigkeit..10

   3.1 Gesundheitsbezogenes Verhalten...10

   3.2 Gesundheitliche Beschwerden...10

   3.3 Inanspruchnahme von Gesundheitsleistungen...13

4. Fazit..15

Literatur..16

Einleitung

Die Zahl der Arbeitslosen in Deutschland überstieg zu Anfang des letzten Kalenderjahres zum ersten Mal seit dem Zweiten Weltkrieg die 5-Millionen-Marke.

Tagtäglich kursieren Schreckensmeldungen von geplanten Massenentlassungen infolge verschärfter Sparkurse grosser (deutscher) Unternehmen, die nicht selten Realität werden und in einem massiven Personalabbau gipfeln.

Eine Auseinandersetzung mit dem Thema „Arbeitslosigkeit und Gesundheit" scheint im Hinblick auf diese hohe Zahl der Betroffenen – besonders im Zusammenhang mit dem Studiengang Public Health – von hoher Relevanz.

Eine Definition von Arbeitslosigkeit, die deren Entwicklung in Deutschland berücksichtigt, soll hierbei den Einstieg in die Thematik ermöglichen.

Wenn man sich dem Thema Gesundheit annimmt und in den Zusammenhang mit Arbeitslosigkeit bringen will, werden schnell zwei grundlegende Stränge erkennbar, die auf den ersten Blick im Widerspruch zueinander zu stehen scheinen: Wird man krank, weil man arbeitslos ist? Oder wird man arbeitslos, weil man krank wird?

Antworten können nur durch eine gesonderte Betrachtung gefunden werden:

Die Thesen, die hierzu zu belegen sind, lauten:

- These 1: Arbeitslosigkeit geht mit einem erhöhten Krankheitsrisiko einher
- These 2: Krankheit führt zu einem erhöhten Arbeitslosigkeitsrisiko

Diese Stränge möchte ich im Folgenden erarbeiten. Hierbei liegt das Hauptaugenmerk sicherlich auf der ersten These. Hier gilt es, Gesundheitszustände in Abhängigkeit von Arbeitslosigkeitserfahrungen zu sondieren und gesundheitsbezogenes Verhalten und Krankenstände mit denen von Nicht-Arbeitslosen zu vergleichen.

Die zweite zu bestätigende These nennt Krankheit als Ursache für Arbeitslosigkeit und erscheint einleuchtender, gar logisch.

Um letztendlich an Aussagen und eine Beantwortung der Frage nach Ursache und Wirkung zu gelangen, werde ich verschiedene Studien heranziehen (, die u.a. das Gesundheitsverhalten und die Inanspruchnahme medizinischer Leistungen abbilden), und wenn möglich immer den Vergleich zu Erwerbstätigen bewerkstelligen.

1. Arbeitslosigkeit

1.1 Definition von Arbeitslosigkeit

Als arbeitslos wird definiert, wer

- ohne Arbeitsverhältnis ist (abgesehen von einer geringfügigen Beschäftigung),
- Arbeit sucht und sich beim Arbeitsamt gemeldet hat,
- Vermittlungsbemühungen zur Verfügung steht,
- nicht arbeitsunfähig erkrankt ist,
- noch keine 65 Jahre alt ist,
- und eine versicherungspflichtige Beschäftigung sucht.

Der Begriff der Arbeitslosigkeit ist umfassender als jener der Erwerbslosen, der gemäß dem Konsens der EU, eine Person beschreibt, die älter als 15 Jahre ist, in keinem Arbeitsverhältnis steht und sich um eine Stelle bemüht – unabhängig von einer Meldung bei der Bundesagentur für Arbeit.

Selbständige Arbeit, Hausarbeit oder freiwillige Arbeit für soziale Zwecke finden hierbei keine Berücksichtigung (vgl. Krätschmer-Hahn, 2004).

1.2 Entwicklung der Arbeitslosigkeit in Deutschland

Anfang der 70er Jahre herrschte in Deutschland annähernde Vollbeschäftigung. Die (erste) Ölkrise im Jahre 1973 brachte jedoch den Aufbau einer erheblichen Arbeitslosigkeit, mit einer - erstmals seit den 50 Jahren – Überschreitung der 1-Mio.-Grenze.

Nur wenige relativ kurzfristige Rückgänge, vor allem konjunkturell bedingter Natur, konnten über die Zeit verfolgt werden. Im Gegenteil fanden mehrere Schübe statt, welche ein „über die Zeit kontinuierliches Ansteigen der Arbeitslosigkeit auf derzeit über 4 Mio. Arbeitslose bewirkt haben" (Elkeles/Kirschner 2004, S. 4)[1].

---

[1] Hierbei ist der Begriff der „Sockelarbeitslosigkeit" zu nennen, bei der kurzfristige Rückgänge, infolge insgesamt zunehmender Arbeitslosigkeit, auf einem bestehen bleibenden „Sockel" und folgerichtig auf stets höherem Niveau stattfinden (vgl. Elkeles/Kirschner 2004, S. 4)

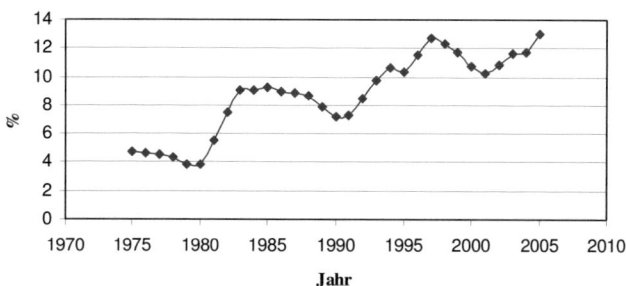

Abb. 1 Arbeitslosenquoten im Bundesgebiet
1975 - 2005

Datenbasis: Bundesagentur für Arbeit

Die Vereinigung Deutschlands brachte der Arbeitslosigkeit enormen zusätzlichen Auftrieb, sodass das zuvor dominierende „Nord-Süd-Gefälle" der Arbeitslosigkeit seit den 90er Jahren durch ein „Ost-West-Gefälle" überlagert wird (vgl. Elkeles/Kirschner 2004, S. 5). Die Arbeitslosenquote bezogen auf abhängige zivile Erwerbspersonen lag in den neuen Bundesländern im Jahr 2005 mit 18,7 % immer noch annähernd doppelt so hoch wie in den alten Bundesländern mit 9,9% (Bundesanstalt für Arbeit, 2006).

Langzeitarbeitslosigkeit

Im Verlauf der letzten zwei Dekaden hat sich in Deutschland, sowie der EU an sich, das Phänomen der Langzeitarbeitslosigkeit herausgebildet, welche diejenigen Personen berücksichtigt, die zum Zeitpunkt einer Datenerhebung (zur Arbeitslosigkeit) mindestens ein Jahr lang durchgängig arbeitslos gemeldet waren (vgl. Ruckstuhl; Grobe/Schwartz 2003, S. 7).

Vor allem für gering qualifizierte Menschen ist ein Verengen der Zugänge zum Erwerbssystem zu beobachten, das trotz eines insgesamt günstigen - in Europa zu beobachtenden - wirtschaftlichen Trends, der Anteil der Langzeitarbeitslosen seit 1983 einen kontinuierlichen Anstieg verbuchte.

Da die Zahl der Arbeitslosen im letzten Jahr mit kürzeren Dauern durch Hartz VI deutlich stärker gestiegen ist, hat sich der Anteil der Langzeitarbeitslosen an allen Arbeitslosen von 38% auf 36% verringert. Besonders deutlich äussert sich dies bei Frauen, auf die etwa 70% des so genannten Hartz VI-Effektes entfällt. Der Langzeitarbeitslosenanteil hat sich dort von 40% auf 36% reduziert. Der Anteil bei Männern verringerte dich dagegen nur leicht von 37% auf 36% (Bundesagentur für Arbeit, 2006).

2. Zusammenhang von Arbeitslosigkeit und Gesundheit

Die Frage, die es im Verlauf dieser Arbeit zu klären gilt, ist die Frage nach einem möglichen Kreislauf von Arbeitslosigkeit und Krankheit. Es bietet sich zunächst an, die Fragestellung weiter aufzusplitten. Je nach Blickrichtung ergibt sich nämlich ein eigener Strang, der (s)eine eigene Kausalrichtung einschlägt und sich aus den beiden aufgestellten Thesen ergibt. Diese können sogleich näher definiert werden: Wenn von Krankheit als Ursache von Arbeitslosigkeit die Rede ist, spricht man von der sogenannten *Selektionshypothese*, die die Annahme von Selektionseffekten nahe legt („Kränkere Arbeitnehmer sind häufiger weniger wettbewerbsfähig, werden demnach eher entlassen und seltener wieder eingestellt" (Grobe/Schwartz 2003, S. 17). Dem steht in gewisser Weise die *Kausalitätshypothese* gegenüber, die Arbeitslosigkeit als Ursache von Erkrankungen nennt bzw. heranzieht.

2.1 Das Modell der Work-Life-Balance

Das Modell der Work-Life-Balance kann den Zusammenhang zwischen Arbeit und Gesundheit gut veranschaulichen. Es ist in 4 Felder unterteilt und weist sowohl der Arbeit als auch dem privaten Bereich die mögliche Funktion der Belastung und Beanspruchung einerseits, so wie Erholung und Entspannung auf der anderen Seite zu (Abb. 2).

Abb. 2 **Work Life Balance**

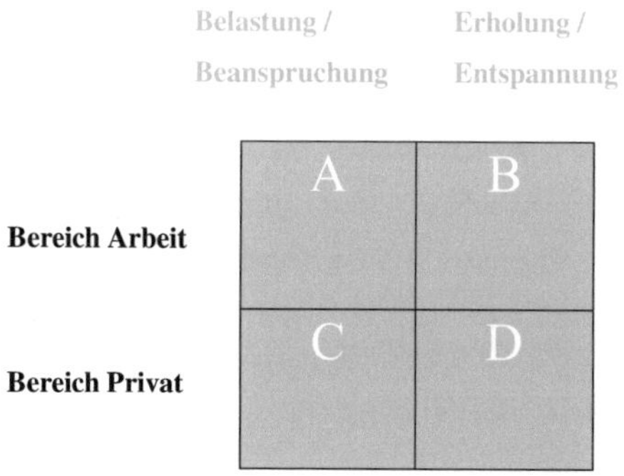

	Belastung / Beanspruchung	Erholung / Entspannung
Bereich Arbeit	A	B
Bereich Privat	C	D

Quelle: Kastner M. et. al. 2005, S. 57

Fehlbeanspruchungen entstehen aus dem Ungleichgewicht zwischen Belastungen und Ressourcen, sei es dass Belastungen die Ressourcen übersteigen oder umgekehrt. Hierbei ist das optimale Verhältnis zwischen Arbeit und Privatleben eine Frage der individuellen Lebensweise und der persönlichen Interessen.

Bei Arbeitslosen, die auf der (Arbeits-)Belastungsseite zu wenig bzw. nicht (mehr) gefordert sind, verkümmern die Ressourcen langfristig und weitere Imbalancen sind die Folge:

- Das Investieren der Energie in die vergebliche Arbeitssuche, führt zu fehlender Balance zwischen Verausgabung und Gratifikation (i.e. Arbeitsplatz, Geld und Anerkennung).

- Dauerfrustration macht einen (gesunden) Rhythmus aus Anstrengung, Erfüllung und Regeneration unwahrscheinlich (vgl. Kastner 2005, S. 61)

2.2 Stress und psychische Beeinträchtigungen in der Arbeitslosigkeit

Anforderungen auf geistiger sowie sozialer Ebene sind positiv und „notwendig für die persönliche Entwicklung sowie die Ausprägungen von Fähigkeiten und Fertigkeiten" (Kastner M. et. al. 2005, S. 93). Gemäßigte Beanspruchung und Stresserlebnisse scheinen ferner einen förderlichen, gar lebensnotwendigen Einfluss zu haben, der dann greift, wenn die Beanspruchung optimal verläuft, also weder „zu hoch noch zu niedrig liegt" (Kastner M. et. al. 2005, S. 93) (siehe auch Work-Life-Balance).

Arbeitslose sind einer Dauerbelastung ausgesetzt, die sich aus ungewissen Zukunfts-aussichten, resultierendem Stress innerhalb der Familie, der Stigmatisierung von ausserhalb und erfolglosen Bewerbungsversuchen speist.

Stressempfinden resultiert bei Arbeitslosen aus einer Unterforderung, in dem Sinne, dass ein „förderliche[s] Ausmaß an Stress" (Kastner M. et. al. 2005, S. 94) nicht vorhanden ist. Eine dauernde Anforderungsarmut kann eine sich dauerhaft einschleichende Sinnleere nicht abwehren und Stresssymptome bilden sich aus. Folgende Tabelle fasst die Auswirkungen von Stress zusammen.

Tab. 1 Befindlichkeitsstörungen und Erkrankungen bei Stress

Kreislaufstörungen	Nervosität
Vegetative Dystonie	Schlafstörungen
Reizmagen	Herz-Kreislauf-Erkrankungen
Verdauungsstörungen	Herzinfarkt
Konzentrationsstörungen	Magen-Darmkrankheiten
Kopfschmerzen	Psychische Krankheiten
Migräne	Depressionen
Krankheitsanfälligkeit	Atemwegserkrankungen
Abgeschlagenheit	Suchterkrankungen
Erschöpfung	Chronische Immunschwäche

Quelle: Kastner M. et. al. 2005, S. 96

Auf lange Sicht gesehen führt Stress zu „ungünstigen Veränderungen im gesund-heitlichen Verhalten" (Kastner M. et. al. 2005, S. 96), die das psycho-somatische Erkrankungsrisiko erheblich steigern können. Bewegungs- sowie Schlafmangel, der Griff zu Beruhigungsmitteln aller Art, also Zigaretten, Alkohol und Tabletten, können von diesen Verhaltensweisen herrühren, denen ich mich im weiteren Verlauf noch näher widmen werde.

Der Verlust des Selbstvertrauens und die Angst, womöglich nie wieder bzw. mehr an einen Job zu gelangen und als Versager und Verlierer stigmatisiert zu werden, führen letztendlich zu Verzweiflung, Hilflosigkeit, Depressionen bis hin zu Suizidgedanken oder tatsächlichem Suizid (vgl. Kastner M. et. al. 2005, S. 97).

3. Gesundheitszustand und Arbeitslosigkeit

3.1 Gesundheitsbezogenes Verhalten

Wie bereits erwähnt führt der mit Arbeitslosigkeit verbundene Verlust an längerfristigen (Zukunfts-)Perspektiven zu einem Gesundheitsverhalten, das das Risiko für längerfristige Schäden bzw. Schädigungen steigert.

Insbesondere Rauchen ist bei Arbeitslosen stark verbreitet, dient der Bewältigung von Belastungen. So konnte der Gesundheitssurvey (1988-91) ein 3-faches Risiko zu rauchen und eine Raucherquote bei arbeitslosen Männern von 71% (im Vergleich zu 40% bei Vollzeitbeschäftigten; bei Frauen 43% gegenüber 35%) bestätigen. Vor allem starke Raucher - mit einem durchschnittlichen Konsum von mehr als 20 Zigaretten pro Tag - sind unter arbeitslosen Männern zu finden (vgl. Hollederer/Brand 2006, S. 21).

Der (letzte) Bundes-Gesundheitssurvey von 1998 konnte bei Befragungen hinsichtlich des Alkoholkonsums (nach Selbstangaben) keine wesentlichen Unterschiede zwischen Arbeitslosen und Erwerbstätigen festmachen. Allerdings

Auch beim Vergleich von Angaben zum Konsum bestimmter Nahrungsmittel liessen sich pauschal keine gesundheitlichen Effekte sprich Risiken ableiten.

Eine sportliche Betätigung der Dauer von mindestens einer Stunde pro Woche wurde wiederum bei nur ca. 30% der Arbeitslosen gegenüber ca. 40% der Erwerbstätigen ausgeübt (Frauen ebenso wie Männer); dies wohlgemerkt trotz einem vermeintlichen Mehr an „Freizeit". (vgl. Grobe/Schwartz 2003, S. 8f, sowie Hollederer/Brand 2006, S.21).

3.2 Gesundheitliche Beschwerden

Bezüglich der psychischen Gesundheit konnten anhand zahlreicher Untersuchungen erhebliche Differenzen zwischen Arbeitslosen und Erwerbstätigen festgestellt werden. Depressive Verstimmungen, Hoffnungs- und Hilflosigkeit, sowie ein geringes Selbstwertgefühl und Einsamkeit sind einige wichtige Symptome einer schlechteren psychischen Gesundheit Arbeitsloser (vgl. Hollederer/Brand 2006, S. 21).

Der telefonische Gesundheitssurvey von 2003 zeigte u.a. auf, dass Arbeitslose vor allem mit Zunahme der Dauer, also im Falle einer Langzeitarbeitslosigkeit ihren allgemeinen Gesundheitszustand schlechter einschätzen. Nur 9% der langzeit-arbeitslosen Männer bzw. 12% der Frauen, die seit mindestens einem Jahr arbeitslos (gemeldet) waren, schätzten ihre Gesundheit als sehr gut ein (Abb. 3). Umgekehrt nannte fast ein drittel der Langzeitarbeitslosen einen weniger guten der schlechten Gesundheitszustand und eine erhebliche Behinderung durch den Gesundheitszustand bei der Erfüllung täglicher Aufgaben, entsprechend war auch die allgemeine Lebenszufriedenheit von Langzeitarbeitslosen nochmals signifikant geringer als die von kürzer Arbeitslosen (vgl. Elkeles/Kirschner 2004, S. 25).

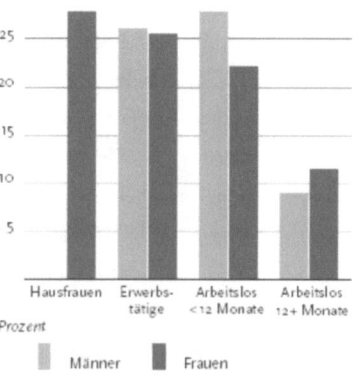

Abb. 3
Sehr gute Einschätzung der allgemeinen Gesundheit in Abhängigkeit von Arbeitslosigkeitserfahrungen

Quelle: Lampert, T. et. al. 2005, S. 77
Datenbasis: Telefonischer Gesundheitssurvey 2003

Grobe und Schwartz konnten auf Datenbasis des Gesundheitssurvey 1998 neben dieser Abhängigkeit von der Dauer der Arbeitslosigkeit, eine Erhöhung des Risikos (für einen weniger guten oder schlechten Gesundheitszustand) in Abhängigkeit vom Verdienerstatus nachweisen: Hierbei kommen die gesundheitlichen Auswirkungen bei Hauptverdienern stärker zum Tragen als bei Nebenverdienern, und zwar „auch schon bei einer Arbeitslosigkeitsdauer unter einem Jahr" (Lampert, T. et. al 2005, S. 76; vgl. Grobe/Schwartz 2003, S. 9f).

Das Design der Querschnittstudie bringt das Problem mit, dass sie eine Momentaufnahme abbildet und sich somit bezüglich der Kausalität keine Aussagen treffen lassen. So legen zwar viele Analysen nahe, dass Arbeitslosigkeit gesundheitliche Beeinträchtigungen hervorruft oder den Verlauf bestehender Krankheiten mitunter begünstigt, „gleichzeitig finden sich aber [auch] Hinweise darauf, dass gesundheitlich eingeschränkte Arbeitnehmer/Arbeitnehmerinnen u.a. auf Grund betrieblicher Entlassungs- und Einstellungspraktiken schlechtere Chancen auf dem Arbeitsmarkt haben und häufiger von Arbeitslosigkeit betroffen sind" (Lampert, T. et. al. 2005, S.

75). Eine zuverlässige Klärung der Kausalitätsrichtung könnten nur (aufwändige und teure) Längsschnittstudien bringen.

Um dennoch einen möglichen Selektionseffekt ausmachen zu können, wurden arbeitslose Personen (beim telefonischen Gesundheitssurvey 2003) danach gefragt, ob die Arbeitslosigkeit mit einer Erkrankung zusammenhängt. Weiterhin wurde - analog zur Kausalitätshypothese - die Frage nach einer gesundheitlichen Veränderung durch die Arbeitslosigkeit gestellt.

Jeder vierte Arbeitslose gab gesundheitliche Einschränkungen als Grund für die Arbeitslosigkeit an, bei den Langzeitarbeitslosen sogar jeder Dritte. Frühere Erfahrungen von Arbeitslosigkeit werden hingegen nur selten mit gesundheitlichen Beeinträchtigungen in Verbindung gebracht.

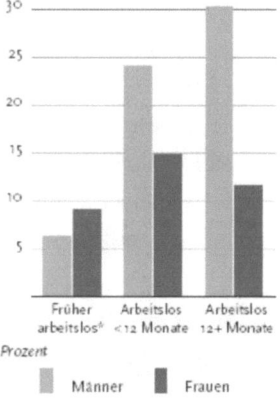

Abb. 4
Angabe einer Erkrankung als Grund für die Arbeitslosigkeit in Abhängigkeit von Arbeitslosigkeitserfahrungen

Quelle: Lampert, T. et. al. 2005, S. 77
Datenbasis: Telefonischer Gesundheitssurvey 2003

Von den arbeitslosen Männern gab jeder Vierte, von den Langzeitarbeitslosen sogar jeder Dritte an, dass Einschränkungen der Gesundheit ein Grund für die Arbeitslosigkeit sind. Frühere Arbeitslosigkeitserfahrungen hingegen werden nur selten mit gesundheitlichen Beeinträchtigungen in Verbindung gebracht. Ferner geben Frauen im Vergleich zu Männern deutlich seltener gesundheitliche Gründe für die Arbeitslosigkeit an (Lampert, T. et. al. 2005, S. 76)

3.3 Inanspruchnahme von Gesundheitsleistungen

Aufgrund der schlechteren Gesundheit von Arbeitslosen ließe sich eine höhere Inanspruchnahme von medizinischen Leistungen vermuten. Arbeitslose suchen in der Tat deutlich öfter Hilfe in der Gesundheitsversorgung auf als Erwerbstätige. Sie sind zwar auf der einen Seite viel seltener (dann aber länger) arbeitsunfähig gemeldet als Beschäftigte, verursachen aber sichtlich höhere Aufwendungen für Arztbesuche, Medikamente und stationäre Behandlungen (vgl. Hollederer/Brand 2006, S. 23)

***Abb. 5* Anteil der Personen mit mehr als 12 Arztkontakten innerhalb des letzten Jahres nach Erwerbsstatus und Geschlecht**

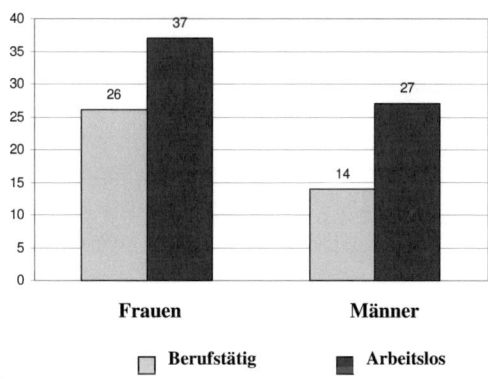

Datenbasis: Bundes-Gesundheitssurvey 1998 (Grobe/Schwartz 2003)

Krankschreibungen

Daten der GEK (Gmünder Ersatzkasse) belegen ein deutlich erhöhtes Risiko für eine Arbeitslosigkeit in Abhängigkeit von Dauer und Art der registrierten Krankschreibungen. So ist beispielsweise für Männer mit 6 bis unter 12 Wochen Krankschreibungsdauer innerhalb von drei Jahren Berufstätigkeit gegenüber durchgängig nicht krankgeschriebenen Männern – unabhängig von Alterseinflüssen und ausgeübtem Beruf – ein zweifach erhöhtes Risiko für eine längerfristige Arbeitslosigkeit (mehr als ein halbes Jahr) innerhalb der nächsten drei Jahre festzustellen. Bei einer Krankschreibungsdauer von 12 oder mehr Wochen, verdoppelt sich dieses Risiko noch auf den Faktor 4.

Krankenhausaufenthalte

Die Anzahl der Krankenhaustage, also die Krankenhausverweildauer, zeigt ebenso enorme Unterschiede zwischen Arbeitslosen und Erwerbstätigen auf. Grundsätzlich kann man feststellen, dass in Bezug auf alle Diagnosen (nach ICD-10) eine höhere Inanspruchnahme von Krankenhausleistungen – gemessen an der Verweildauer - vorliegt.

Bei Neubildungen, Krankheiten des Kreislaufsystems, der Harn- und Geschlechtsorgane sowie des Bewegungsapparates finden sich geringe bis mäßige Unterschiede zu Ungunsten von Arbeitslosen.

Deutlicher erscheinen die Differenzen bei Infektionserkrankungen, Stoffwechselerkrankungen, Krankheiten der Verdauungsorgane sowie bei Verletzungen und Vergiftungen. Die mit Abstand deutlichsten Unterschiede zeigen sich hinsichtlich stationärer Aufenthalte wegen psychischer Störungen: Arbeitslose verbringen nahezu siebenmal mehr Tage mit einer entsprechenden Diagnose im Krankenhaus als Erwerbstätige, unter Frauen beträgt das Verhältnis 3:1 (Grobe/Schwartz 2003, S. 12f, vgl. Lampert et. al. 2005, S. 79f).

4. Fazit

Zahlreiche Untersuchungen – wie die nationalen Gesundheitssurveys - konnten belegen, dass Arbeitslose im Vergleich zu Erwerbstätigen einen deutlich schlechteren Gesundheitszustand aufweisen.

Die eingangs gestellte Fragestellung lautete: Werden Kranke arbeitslos oder Arbeitslose krank?

Nach heutigem Forschungsstand gibt es solche Selektionsprozesse auf dem Arbeitsmarkt. Befragungen und Untersuchungen waren für diese Ausarbeitung neben dem (telefonischen) Gesundheitssurvey von 2003 leider nicht zugänglich, zumal Effektgrössen dieser Selektionsprozesse als eher klein eingeschätzt werden. Dennoch lässt sich der Gedanke von „Krankheit als Ursache von Arbeitslosigkeit" nicht von der Hand weisen, vielmehr lässt er sich mit dem erhöhten Risiko einer Arbeitslosigkeit im Bezug auf Krankschreibungen noch festigen.

Demgegenüber stellten mehrere Analysen fest, dass Arbeitslosigkeit, vor allem Langzeitarbeitslosigkeit, insbesondere psychische Krankheiten verursachen oder verschlimmern kann. Umgekehrt verbessert sich meist das seelische Befinden deutlich, wenn Arbeitslose zurück in die Beschäftigung finden (vgl. Möller/Sonntag 2003, S. 2).

Die Stressoren Arbeitsplatzverlust und Arbeitslosigkeit wirken auf drei Ebenen:

1. Faktoren wie Zeitstrukturierung, Selbstwertgefühl, (ökonomische) Sicherheit und soziale Einbindung schwächen sich mit dem Verlust des Arbeitsplatzes ab bzw. gehen ganz verloren

2. Belastungen nehmen zu: Stigmatisierung, finanzielle Nöte, Zukunftsunsicherheit

3. Sozial als unangemessen angesehene Formen der Bewältigung werden den Betroffenen selbst angelastet (vgl. Möller/Sonntag 2003, S. 5).

Infolge der bestehenden hohen inhaltlichen Plausibilität beider Thesen, zeichnet sich also für gesundheitlich beeinträchtigte Arbeitslose ein Teufelskreis ab: Ihre Chancen auf Wiedereingliederung sind geringer als die der übrigen Arbeitslosen. Sie sind durch Gesundheitszustand, Arbeitslosigkeit und drohende Verarmung mehrfach belastet. Gesellschaftliche Stigmatisierung mit individuellen Schuldzuweisungen können den sozialen Abstieg forcieren und erhöhen zusätzlich die psychischen Belastungen.

Literatur

Bundesagentur für Arbeit (Hrsg.): Arbeitsmarkt 2005. Amtliche Nachrichten der Bundesagentur für Arbeit (2006) (Online-Fassung unter *http://www.pub.arbeitsamt.de/hst/services/statistik/000100/html/jahr/arbeitsmarkt_2005 _gesamt.pdf*

Elkeles, T.; Kirschner, W.: Arbeitslosigkeit und Gesundheit. Intervention durch Gesundheitsförderung und Gesundheitsmanagement – Befunde und Strategien (Gutachten für den BKK-Bundesverband, Ergebnisbericht), Essen 2004

Grobe, T. G.; Schwartz, F. W.: Arbeitslosigkeit und Gesundheit, aus der Reihe ‚Beiträge zur Gesundheitsberichterstattung des Bundes', Robert-Koch-Institut, Berlin 2003 (Online-Fassung, siehe *http://www.rki.de/nn_226040/DE/Content/GBE/Gesundheitsberichterstattung/GBEDow nloadsT/arbeitslosigkeit,templateId=raw,property=publicationFile.pdf/arbeitslosigkeit*

Hollederer, A.; Brand, H. (Hrsg.): Arbeitslosigkeit, Gesundheit und Krankheit, Bern 2006

Kastner, M.; Hagemann, T.; Kliesch, G. (Hrsg.): Arbeitslosigkeit und Gesundheit. Arbeitsmarktintegrative Gesundheitsförderung, Lengerich 2005

Krätschmer-Hahn, R.: Geht es den Arbeitslosen zu gut? Zur Soziologie von Deprivation und Protest, Wiesbaden 2004

Lampert, T. et al.: Armut, soziale Ungleichheit und Gesundheit. Expertise des Robert Koch-Institutes zum 2. Armuts- und Reichtumsbericht der Bundesregierung; aus der Reihe ‚Beiträge zur Gesundheitsberichterstattung des Bundes', Robert-Koch-Institut, Berlin 2005 (Online-Fassung, siehe *http://www.rki.de/cln_011/nn_226044/DE/Content/GBE/Gesundheitsberichterstattung/ GBEDownloadsB/Beitrag__Armut,templateId=raw,property=publicationFile.pdf/Beitr ag_Armut*)

Möller, U.; Sonntag, E.: Arbeitslos – Gesundheit los – chancenlos? Kurzbericht des IAB (Institut für Arbeitsmarkt- und Berufsforschung), Nürnberg 2003

Ruckstuhl, A.: Ursachen und Folgen von Langzeitarbeitslosigkeit, Online-Publikation auf *http://socio.ch/arbeit/t_a.ruckstuhl.htm,* Stand: 10.09.2006